DES

INJECTIONS HYPODERMIQUES

DE SUBLIMÉ

DANS LA SYPHILIS

PAR

Henry MAGNANON

PRÉPARATEUR DU COURS DE THÉRAPEUTIQUE

LYON

IMPRIMERIE DE A. STORCK

78, rue de l'Hôtel-de-Ville

—

1880

DES INJECTIONS HYPODERMIQUES

DE SUBLIMÉ

DANS LA SYPHILIS

DES

INJECTIONS HYPODERMIQUES

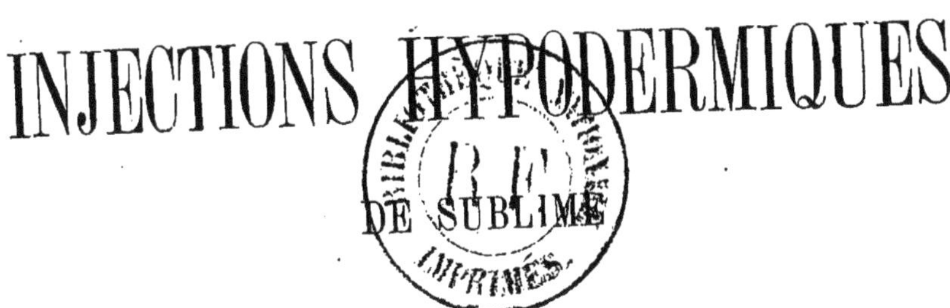

DANS LA SYPHILIS

PAR

Henry MAGNANON

PRÉPARATEUR DU COURS DE THÉRAPEUTIQUE

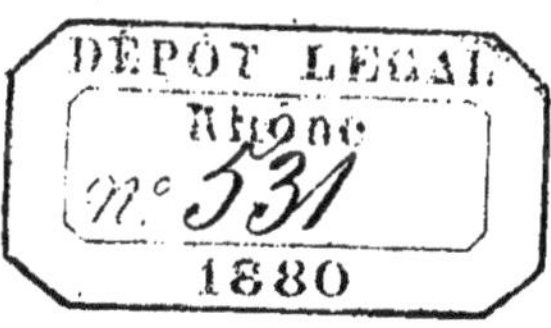

LYON

IMPRIMERIE DE A. STORCK

78, rue de l'Hôtel-de-Ville

—

1880

AVANT-PROPOS

Il est de bon droit reconnu aujourd'hui que le mercure est le plus héroïque remède dans le traitement de la vérole, qu'il en atténue les accidents ou les fait disparaître, qu'il en retarde le retour ou les guérit définitivement.

Les spécialistes ne sont peut-être pas complètement d'accord sur le temps d'administration du médicament et sur ses voies d'introduction; c'est simplement un côté de ce dernier point que nous voulons traiter dans notre thèse inaugurale. Dès les premières années de l'administration du mercure dans la syphilis et longtemps après, on a donné aux vérolés le mercure sous forme d'emplâtre en application sur la peau, sous forme de vapeurs en inhalations, ou de fumigations sur toute la surface du corps, ou de bains; aujourd'hui, on n'use guère dans les hôpitaux que de liqueurs ou pilules que l'on fait prendre par les voies digestives, ou de frictions ou injections que l'on fait absorber par la surface de la peau ou par la voie du tissu cellulaire sous-cutané.

Je me propose de critiquer ce dernier mode thérapeutique, et comme ici le mercure a été employé sous des formes nombreuses et variées, je me suis emparé de la plus récente, de celle qui a paru la meilleure aux médecins praticiens : le sublimé peptone.

M. le professeur Soulier m'a inspiré l'idée de ce travail; il m'a aidé de ses conseils et de ses lumières : six mois passés avec lui en qualité de préparateur de son cours, m'ont permis d'apprécier toute sa bienveillance. Qu'il veuille bien agréer le témoignage de ma plus vive reconnaissance.

Messieurs Dron et Horand, chirurgiens de l'Antiquaille, ont bien voulu favoriser mon étude en me donnant l'autorisation d'expérimenter la nouvelle méthode dans leurs services ; qu'ils reçoivent l'expression de mes plus sincères remercîments.

Le premier chapitre est une étude de l'histoire des injections hypodermiques de mercure ; c'est un compte-rendu assez succinct de toutes les préparations qui ont été employées à cet usage, et des résultats obtenus avec elles.

Nous donnons dans le deuxième chapitre les raisons qui ont fait considérer le sublimé peptone comme étant la meilleure préparation ; nous en faisons l'application dans les hôpitaux et en publions les observations.

Le troisième chapitre est consacré à la critique des injections de sublimé peptone, et, d'une façon générale, de toutes les injections hypodermiques de mercure ; nous terminons en donnant notre avis sur cette méthode thérapeutique.

DES

INJECTIONS HYPODERMIQUES

DE SUBLIMÉ

DANS LA SYPHILIS

CHAPITRE PREMIER

HISTORIQUE

C'est Hunter et Hébra, en Allemagne, qui les premiers en 1863 ont inauguré le traitement de la syphilis par les injections hypodermiques de sublimé. En Italie, à peu près à la même époque, en 1864, Scarenzio, chef de clinique des vénériens à l'Université de Parme, essayait la méthode, mais sous une autre forme ; dans le but d'éviter l'action irritante et corrosive du bichlorure de hydrargyrique, il se servait de calomel, et comme celui-ci est insoluble dans l'eau, il l'associa à la glycérine, dans laquelle il était suspendu, et put ainsi faire des injections. Ambrosoli Monteforte, Ricordi, Van Mons, usèrent du même procédé, mais furent bientôt obligés de l'abandonner à cause des phénomènes locaux inflammatoires qu'ils observèrent.

En Angleterre, en 1864, Barclay Hell, captivé par les résultats heureux de cette méthode, la met à l'essai, et mentionne onze cas qu'il a traités par le chlorure mercurique. Il signale quelques accidents au niveau de la piqûre, mais n'en est pas moins enthousiaste et en préconise l'emploi tout en l'abandonnant lui-même. Une année plus tard, Lewin, à l'hôpital de la Charité de Berlin, expérimente à son tour ce nouveau procédé et va en être, pour ainsi dire, le grand-maître. Il publie en 1867 ses premiers résultats. Il injecte 6 mill. de sublimé chez la femme et 13 chez l'homme. Il fait en moyenne seize injections par tête, et chaque individu absorbe à peu près 15 centigr. de sel. Les douleurs sont vives, les accidents locaux sont peu accusés : 3 p. 100 en moyenne ; les récidives, qui étaient de 8 p. 100, tombent à 22 p. 100.

Tandis que les uns deviennent partisans de la méthode, comme Richter, Bœse, Derblich, Wiederhoffer, Klemm, Hebra, Eulembourg, d'autres s'inscrivent contre elle avec Merscheim, Grünfeld, Stohr ; ils s'accordent tous pour lui reprocher la douleur vive au lieu d'injection, les abcès, la gangrène, la diarrhée, ils en exagèrent même les effets et lui attribuent des accès fébriles. Uhlemann, Rosenthal, Koelner, en 1869, sans aller aussi loin, s'inscrivent dans la liste des adversaires de cette méthode.

En France, les premiers essais de Liégeois, à l'hôpital de Lourcine et du Midi, datent du mois d'octobre 1867 ; ils lui ont été suggérés par Lewin lui-même, lors du congrès médical international de la même année. Jusqu'en 1870, il s'en occupa avec beaucoup d'ardeur, et, confiant dans le procédé, il pensa un moment l'ériger en unique mode thérapeutique. Sa solution était :

Eau distillée . . . . 90 grammes.
Sublimé . . . . 0,20 centigr.
Chlorhydrate de morphine . . 0,10 centigr.

Tous les deux jours, injection de 0,002. Il a recueilli dans cet espace de temps deux cent dix-huit observations, parmi lesquelles 127 malades furent guéris par 68, 5 injections en moyenne, et ne présentèrent que 9,45 p. cent de récidives ; les autres reçurent 50,50 injections par tête, et eurent des récidives dans la proportion de 20,3 p. 100.

En même temps que Liégeois, des médecins de Paris essayaient aussi le procédé ; le professeur Hardy, à l'hôpital Saint-Louis ; Spillman, au Val-de-Grâce ; Galezowski, Giraud-Teulon, l'utilisèrent surtout dans l'iritis syphilitique. Tillaux l'a également expérimenté, et tandis que M. Martin faisait usage de l'iodure de mercure et de potassium, de préférence au sublimé qui, selon lui, était trop irritant, M. Bricheteau se servait de l'iodure de mercure et de sodium, sur les conseils de M. Bouilhon. Les sels de potassium sont, disent-ils, des poisons musculaires, et, dans le but d'en éviter l'action toxique, ils se servent de la solution suivante :

Iodure double de mercure et de sodium.   1 gr. 50
Eau distillée . . . . 100 gr.

A l'appui de tous les auteurs que nous venons de citer, M. Henri Bernard, élève de Liégeois, fait paraître, en 1871, une thèse de doctorat dans laquelle il fait les louanges de la méthode et cite une quinzaine d'observations dans lesquelles les autres préparations mercurielles de calomel, de protoiodure, de sublimé prises à l'intérieur, ou d'onguents en frictions sur la peau n'ayant pas réussi, les injections hypodermiques firent merveille. Dans son enthousiasme, il conclut à la guérison définitive de la syphilis après trente ou quarante injections.

Le procédé paraît excellent ; l'école lyonnaise ne peut rester en retard, elle l'expérimente à son tour avec M. Dron, chirurgien en chef de l'Antiquaille à cette époque ; la préparation dont il fit usage était la suivante :

    Eau distillée . . . . 90 gr.
    Sublimé. . . . . 20 centigr.
    Chlorhydrate de morphine . . . 10 centigr.

Il injectait environ deux milligrammes et quart chaque jour. Sur trente-neuf malades qui furent en observation, et il est utile de remarquer que tous étaient des hommes, dix se refusèrent absolument à ce mode de traitement, à cause de la douleur vive ressentie au niveau de chaque piqûre. Les vingt-neuf autres donnèrent :

    Guérisons 14
    Améliorations. 8
    Insuccès ayant nécessité un autre traitement.   7

L'auteur a soin de faire remarquer qu'il appelle guérison la disparition de toute manifestation syphilitique, sans vouloir indiquer par ce mot une cure radicale. Il termine son mémoire en disant :

« Le traitement de la syphilis par les injections hypodermiques de sublimé, à faible dose et convenablement pratiquées, est sans danger, sinon sans inconvénient. Cette méthode est efficace, mais non supérieure aux autres médications antisyphilitiques. Elle ne mérite ni l'enthousiasme avec lequel l'ont prônée ses partisans, ni la défaveur complète où la tiennent ses détracteurs. Elle doit rester dans la thérapeutique syphilitique comme une méthode utile dans quelques cas exceptionnels. »

En un autre point de la France, à Nancy, en 1873, le docteur Staub modifie la solution mercurielle et la formule ainsi :

Prendre, d'une part,

Bichlorure de mercure.	1,25
Chlorydrate d'ammoniaque . . .	1,25
Chlorure de sodium.	4,15
Eau distillée	1,25

Faire dissoudre et filtrer.

D'autre part :

Blanc d'œuf n° 1.

Faire une solution de 125 gr. avec une quantité suffisante d'eau distillée, filtrer.

Réunir les deux solutions et filtrer.

Un gramme de cette liqueur renferme exactement 0,005 milligr. de sublimé. On peut y ajouter du chlorhydrate de morphine dans la proportion de 0,002 par gramme.

Dose moyenne : un centigramme de sublimé par jour en deux fois. Chez le nouveau né, ne pas dépasser la dose de deux milligrammes.

Cette solution ne coagule pas l'albumine des tissus après l'injection, parce que le chlorure de sodium la maintient en état de solubilité; elle est moins douloureuse et s'absorbe plus facilement. Dans un très grand nombre de faits que l'auteur rapporte, il y a eu guérison radicale ou grande amélioration, et les accidents locaux n'ont pas mérité la peine d'être mentionnés.

A Toulouse, la même année, le docteur Tachard faisait paraître dans la *Revue médicale* de Toulouse de 1873, un travail sur le même sujet et employait comme Staub à Nancy une solution chlorurée, mais non albumineuse ; sa formule était :

> Bichlorure de mercure. . . . . . 1 gramme.
> Chlorure d'ammonium 1
> Chlorhydrate de morphine. . . . 0,50
> Eau distillée 100

Les avantages sont les mêmes que ceux qu'a obtenus le docteur Staub avec sa solution. Grâce au chlorure ammonique, la solubilité du sel mercuriel est considérablement augmentée et son absorption a lieu immédiatement après l'injection.

Sur trente-quatre malades, l'auteur a obtenu quinze guérisons et quatorze améliorations plus ou moins notables. Ici les résultats ne sont pas très probants.

En effet, la guérison est-elle radicale ? ou est-ce simplement la disparition des symptômes appréciables à la vue dont l'auteur veut parler ? Nous n'en savons rien. Quant aux améliorations, un traitement expectant eût eu peut-être autant de succès. Rien n'est donc bien concluant.

D'ailleurs ces solutions au chlorure d'ammonium et au chlorhydrate d'ammoniaque font des mécontents, et l'on voit bien des cliniciens comme Marc Sée et le Moaligou les abandonner et donner leur préférence à la solution de sublimé dans la glycérine dont ils obtiennent les meilleurs résultats ; tandis que, disent-ils, la solution de Staub ou de Tachard produit facilement des abcès

et des eschares ; la leur est souveraine et s'ils ne se pro-
noncent pas catégoriquement pour en faire accepter
l'unique emploi, du moins ils semblent lui présager le
meilleur avenir.

Mais tandis qu'en France les spécialistes semblent
abandonner la méthode hypodermique dans le traitement de la syphilis, en Allemagne on fait de nouvelles
recherches. Kœliker revient aux injections de calomel
qu'il associe à de la glycérine. Il emploie cinq centigrammes de calomel pour l'adulte, vingt-cinq milligrammes à trois centigrammes pour l'enfant, suspen-
dus dans dix fois autant de glycérine. Six injections
suffisent ordinairement ; elles doivent être pratiquées
à des intervalles de quatre ou six jours.

Dans 46 observations qu'il publie en 1877, il note des
phénomènes inflammatoires au niveau de la piqûre,
des abcès, peu de douleur et pas de stomatite. Dans le
plus grand nombre des cas, ce traitement fut appliqué
contre des exanthèmes précoces, et c'est là qu'au dire de
l'auteur la médication a semblé le mieux réussir.

Le professeur Bamberger, à la même époque, après
avoir essayé de combiner le mercure avec des acides
minéraux ou organiques, acide urique et acide lactique,
essaya de préparer une solution d'albuminate de mercure, solution qui avait déjà été employée à l'intérieur
par Bærensprung. C'est dans le *Wiener Med. Wochenschrift* de l'année 1876 que le professeur indique son
mode de préparation. Un centimètre cube de la solution
à injecter doit renfermer un centigr. de sublimé.

On prendra dès lors 200^{cc} d'albumine très pure.

On mêlera avec 300^{cc} d'eau distillée.

On filtrera sur de la gaze et du papier et on ajoutera
la quantité suffisante de sublimé.

La solution doit être légèrement opaline. Bamberger s'en est servi très fréquemment ; elle ne produit pas de réaction locale, mais à une condition, c'est qu'elle soit toujours claire, par conséquent filtrée souvent. D'ailleurs elle est très facilement altérable, de l'avis de l'auteur, ce qui en rend l'emploi bien difficile.

Neuman et Striker's, qui à leur tour s'en sont servi en 1877 et ont donné dans le *Med. Jahrb.* de la même année les comptes rendus de leurs expériences, s'en sont très bien trouvé. Suivant eux cette méthode offre les avantages du dosage du médicament et préserve des troubles gastriques et de la stomatite mercurielle. Les manifestations secondaires en seraient principalement justiciables.

La même année, Sigmund tenant un peu plus compte que ses prédécesseurs des douleurs consécutives à l'injection, a changé la formule et s'est servi des bicyanures de mercure ; il a publié les résultats qu'il a obtenus dans le *Wiener Med. Wochensch.* n° 37 de 1876. Sa solution était de 0,30 de bicyanure de mercure pour 35 grammes d'eau distillée. Il injectait chaque fois 0,006 milligr. de sel ; 17 injections à chaque sujet en moyenne ont suffi dans un espace de temps de 25 jours. La douleur n'était pas appréciable, il n'a pas noté d'abcès, il a remarqué seulement au bas de la piqûre une infiltration du tissu cellulaire nettement circonscrite et dont la disparition était généralement complète au bout de 8 jours. Ce procédé a été surtout utilisé dans les formes bénignes de la syphilis secondaire ; les cas graves dans lesquels elle a été essayée n'ont pas donné d'amélioration sensible. Mais suivant l'auteur lui-même, le cyanure agit moins énergiquement que le sublimé et le calomel, et doit céder le pas à l'une et à l'autre préparation. Malgré les quelques succès qu'il a eus Sigmund est convaincu que la méthode hypodermique est de beaucoup inférieure à la méthode des frictions. D'ailleurs le bicyanure de mercure s'altère très rapidement et expose les praticiens à injecter dans le tissu cellulaire sous-cutané, de l'acide cyanhydrique ; ce qui doit en faire proscrire l'usage.

Sans se prononcer sur l'emploi des frictions mercurielles dans la syphilis, Grünfeld (*Wiener Med. Presse*, n°⁸ 35, 36, 38, 1876) s'élève contre l'injection quelle qu'elle soit, cyanurée, chloro-mercurielle ou albuminoïde. Le mercure agit très bien, c'est vrai, mais le chirurgien doit avant tout se préoccuper des douleurs vives qui suivent l'injection, des sphacèles ou des abcès qu'elle détermine. Il s'inscrit au nombre des adversaires de cette méthode.

Pendant que Lewin donna en 1876 de nouveaux résultats de ses observations : 14,000 malades traités avec succès (*Berliner Klin. Wochenschrift.* 76), Mandelbann fait ressortir les avantages de cette méthode thérapeutique qui sont la rapidité du traitement et l'économie. Dans son service, la durée moyenne du traitement, qui était de 38 jours par les frictions ou les préparations prises à l'intérieur, est tombée à 24 jours en y comprenant même les interruptions de 2 ou 3 jours qui furent quelquefois nécessaires à cause des douleurs.

L'auteur, d'autre part, a calculé que le prix de revient de 30,000 injections est à peu près de 30 florins, dépense minime si l'on tient compte du blanchissage des linges salis par les frictions mercurielles quand on les emploie, et du petit nombre de journées que les malades restent à l'hôpital. Il se sert avec avantage d'une solution contenant 3 grains de cyanure pour 5 drachmes de liquide et injecte chaque fois 1 gramme ou même

1 gramme 1/2 ; ce qui fait un peu plus d'un centigr. et demi de cyanure. Il n'a pas dépassé 30 injections, et dans des cas graves même, 12 ou 15 ont suffi. Il cite dans le *Viet. Cl. für Derm. und Syphilis* de 1878, 3 observations de syphilis rebelles aux autres traitements qui ont été rapidement modifiés par ce procédé.

En dernière analyse, M. le professeur Bamberger, de Vienne, poursuivant de ce côté ses recherches scientifiques, a remplacé à la fin de l'année 1878 l'albuminate de mercure par le sublimé-peptone. Il fait par jour à chaque sujet une injection de 1 centigr.; vingt-cinq à trente injections suffisent pour obtenir, sinon la guérison de la syphilis, du moins la disparition de ses manifestations.

Il conseille vivement sa préparation :

Dissoudre 1 gr. de peptone de viande dans 50 cc. d'eau distillée,

Ajouter à la liqueur filtrée 20 cc. d'une solution de sublimé à 5/100 ;

Dissoudre le précipité dans la quantité nécessaire, environ 15 à 16 cc. d'une solution de chlorure de sodium à 20/100 ;

Ajouter de l'eau distillée de façon à faire 100 cent. cubes.

CHAPITRE II

Cette méthode des injections hypodermiques de sublimé, exaltée par un si grand nombre d'autorités médicales tant en France qu'à l'étranger, nous a suggéré la pensée de l'expérimenter à notre tour. Il nous semblait même qu'avec les peptones nous devrions, nous laissant conduire un peu par des vues théoriques, obtenir des résultats merveilleux et nous ranger au nombre des glorificateurs de cette méthode. Partant de cette idée, en effet, que le sublimé est la meilleure préparation mercurielle, et qu'avant de passer dans la circulation il doit subir des modifications importantes, c'est-à-dire former des albuminates, comme l'ont appris les travaux de Dorvault en 1845, plus tard de Mulder, Elsner et Lassaigne ; partant de cette idée, dis-je, les cliniciens, et Bamberger à leur tête, ont eu la pensée de faire des albuminates et de les injecter sous la peau. L'organisme devait en quelque sorte être avide de les recevoir, puisqu'on lui évitait le travail de les former lui-même ; des albuminates aux peptones il n'y avait qu'un pas : les uns ne diffèrent des autres, en effet, que par la non digestion des matières albuminoïdes, qui dans les albuminates jouent le rôle d'acides à l'égard du mercure. Si les albuminates avaient pour qualité essentielle d'être facilement absorbés, le sublimé peptone, qui était un albuminate digéré, devait l'être bien plus encore et devenir ainsi une bien précieuse médication.

Tel était le raisonnement de Bamberger, il en fit immédiatement l'application, en se servant de la peptone de M. Darby, de Londres.

Nous l'avons suivi dans cette voie, nous servant d'une peptone faite avec de la fibrine de sang de veau. Nous ne donnons pas notre formule, elle est la même que celle de M. le professeur Bamberger; nous l'avons donnée dans le chapitre précédent.

Si notre solution contient du chlorure de sodium, comme celle du docteur Staub, c'est parce que ce sel dissout les exsudats albuminoïdes qui se forment dans le tissu cellulaire sous-cutané après l'injection et devient ainsi un nouvel élément favorable à l'absorption du liquide injecté.

Comme le plus grand nombre de ceux qui ont usé des injections hypodhermiques, nous avons choisi la région du dos pour faire les nôtres; ici la peau est moins sensible, le tissu cellulaire sous-cutané est en très grande abondance, le liquide qu'on y introduit y rencontre des mailles larges, faciles à la distension, ce qui met ainsi la peau à l'abri de toute compression; de plus les mouvements dans cette région sont assez limités, tout au plus doit-on compter le jeu de la cage thoracique pendant l'inspiration et l'expiration; le malade peut s'asseoir, mouvoir ses bras et ses jambes, enfin coucher sur le flanc et se reposer sans être incommodé.

Le petit manuel opératoire est très simple : nous faisons une piqûre avec la canule seule de la seringue de Pravaz afin de voir s'il ne sort pas du sang par le bout libre de la canule et nous convaincre que nous n'avons pas rencontré une petite artériole ou veinule; nous recommençons si nous avons eu la main malheureuse ou sinon nous adaptons notre seringue à la canule et nous poussons le liquide lentement dans le tissu cellulaire, car une distension brusque du tissu occasionne quelques souffrances aux malades. — Il n'est pas sans importance d'élever à la température du corps la température du liquide qui doit servir à l'injection; il est mieux supporté, et cette précaution ne complique guère la petite opération. Pour cela, nous exposons pendant quelques instants à la flamme d'une lampe à alcool, notre seringue de Pravaz remplie de liquide et nous achevons l'opération.

Désirant, autant que possible, ne rien laisser au hasard et ne pas injecter une solution qui fut préjudiciable à nos malades, nous avons au préalable, quand bien même nous ayons eu sous les yeux les expérimentations de MM. Bamberger, Zeul et Neussmann, commencé nos injections sur des animaux, sur trois lapins différents; nous avons sur chacun d'eux fait quatre injections qui ont été fort bien supportées. Elles ont été faites sur le dos et dans la région abdominale au-dessus du pli de l'aine; un centigramme chaque fois était injecté ; les opérations n'ont été suivies d'aucun cri, l'animal marchait et courait dans sa cage sans manifester la moindre gêne ou incommodité. Aucun abcès n'est survenu, ni lymphangite, ni gangrène cutanée.

Nous étions autorisé, et même avec bien des chances de succès, de transporter à l'homme notre mode de traitement.

M. Dron aux Chazeaux, M. Horand à l'Antiquaille, nous ont très bien accueilli et ont bien voulu nous permettre de pratiquer nos injections dans leur service.

OBSERVATIONS

Recueillies dans le service de M. DRON
aux Chazeaux.

—

SALLE SAINTE-FRANÇOISE, N° 7,

Diagnostic : Syphilis secondaire, syphilide papuleuse, plaques
muqueuses, adénopathie.

Louise B..., âgée de 23 ans, née à Lyon, femme publique, domiciliée à Villefranche. Entrée le 3 mai aux Chazeaux.

Pas d'affections antérieures. Cette femme est malade depuis un mois, époque à laquelle elle a éprouvé des maux de gorge et de la céphalalgie et a vu survenir des boutons sur sa face, sa région abdominale, ses cuisses.

Elle entre à l'hospice sans avoir subi aucun traitement spécifique et se présente à notre examen avec une éruption de papules disséminées sur le menton, la face externe de la lèvre inférieure, sur le front, la face postérieure du cou et les régions scapulaires. De plus petites siègent sur les flancs, les bras et avant-bras droit et gauche où elles sont au nombre de cinq ou six seulement de chaque côté. On remarque, en outre, une tache cuivrée de un centimètre de diamètre, recouverte d'une lamelle épidermique, sans saillie de la peau.

Plaques muqueuses à la face interne de la lèvre supérieure, sur le voile du palais et sur les deux amygdales où elles sont confluentes. Rien sur la langue, la face interne de la lèvre inférieure et des joues. Eruption de même nature sur la face interne et externe des grandes lèvres. Adénite cervicale gauche. Adénite inguinale du même côté. Pas de trace de chancre.

8 mai. Injection sous-cutanée de 1 cent. de sublimé.

9 mai.　　　》　　　　　》　　　　　》

10 mai.　　　》　　　　　》　　　　　》

11 mai.　　　》　　　　　》　　　　　》

12 mai. On suspend l'injection, la malade prend une amygdalite aiguë à la suite d'un abaissement brusque de la température.

13. Elle entre à l'infirmerie où on lui sectionne ses tonsiles.

24. Elle est guérie de son amygdalite. Se refuse à toute injection sous-cutanée à cause des douleurs vives qu'elle ressent après chacune d'elles. L'éruption a presque complètement disparu. On lui donne des pilules de Dupuytren.

Total des injections, 4.

SALLE SAINTE-THAÏS, N° 11

Diagnostic: Syphilis secondaire, syphilide papulo-squammeuse plaques muqueuses, adénopathie.

Marie T..., âgée de 18 ans, née à Lyon, fille de brasserie. Entrée le 5 mai 1880 aux Chazeaux.

Bonne santé antérieure; cependant cette malade porte une cicatrice d'adénite scrofuleuse qu'elle aurait eue pendant son enfance. Il y a quinze jours, elle a vu apparaître sur la région antérieure de l'avant-bras droit un bouton qui a attiré son attention ; en même temps, elle a remarqué sur la face interne des cuisses une éruption qu'elle a montrée à un médecin, sur les conseils duquel elle est entrée dans cet hospice.

Cette malade se présente à nous avec quelques petites papules sur le menton, sur la lèvre inférieure, avec d'assez larges sur toute la région du cou, où elles sont au nombre de cinq ou six. On ne trouve rien sur le dos, mais les lombes sont le siège de papules disséminées d'un diamètre de cinq millimètres et recouvertes d'une desquammation épidermique.

Même éruption dans les régions sus-ombilicale et hypogastrique, sur la face interne des cuisses et dans l'aine où, au milieu de papules d'un petit volume, on en remarque trois qui présentent un centimètre de diamètre. Rien aux jambes ni aux pieds ; syphilide papuleuse de la région palmaire des deux mains. Dans toutes les parties que nous venons de passer en revue les saillies papuleuses sont recouvertes de lamelles épidermiques ou entourées de la collerette de Biett. Plaques muqueuses sur les amygdales et le voile du palais ; rien sur la langue, la face interne des lèvres et des joues.

Même éruption sur la face interne et externe des grandes lèvres et sur la marge de l'anus.

Adénite inguinale droite très prononcée ; pas d'adénite cervicale. On ne trouve pas la trace du chancre, la malade elle-même ne s'en est pas aperçue.

8 mai. Injection de sublimé peptone de 1 centigr.
9.   »   »   »
10.   »   »   »
11.   »   »   »
12.   »   »   »

13. L'éruption s'affaisse, la coloration en devient plus foncée Pustule au niveau de la dernière piqûre.

14.   "   »   »

15. Gingivite mercurielle. On supprime les injections.

28. Rougeole.

18 juin. La malade s'en va guérie de sa rougeole et de sa syphilis. Elle n'a eu que les injections mentionnées ci-dessus pour tout traitement.

Total des injections : 7.

SALLE SAINTE-CÉCILE, N° 8

Diagnostic : Syphilis secondaire, syphilide papuleuse et papulo-squammeuse, plaques muqueuses, adénopathie.

Anna L..., âgée de 18 ans, née à Saint-Mathieu (Haute-Vienne), domiciliée à Limoges. Entrée le 1ᵉʳ mai aux Chazeaux.

Pas de maladies antérieures; a eu il y a quelques années, une fracture des apophyses épineuses de la région lombaire à la suite d'une chute qu'elle fit en descendant ses escaliers; paraplégie consécutive qui a duré six mois. L'année dernière, elle est entrée dans le même hospice à deux reprises différentes pour des pertes blanches; elle était enceinte. Les pertes ont cessé avec l'accouchement; l'enfant est né il y a un mois et se porte bien.

Elle est aux Chazeaux depuis quinze jours pour une éruption qu'elle a sur l'abdomen; elle n'a pas subi de traitement et l'éruption est devenue plus abondante.

Actuellement on recherche vainement la trace d'un chancre primitif; elle a bien sur la fourchette deux petites ulcérations, mais n'ayant pas les caractères d'un chancre hüntérien. Elles paraissent plutôt être consécutives à une déchirure du périnée remontant à l'époque de son dernier accouchement.

Eruption papulo-squammeuse abondante sur le cou, principalement sur les parties latérales, disséminée sur le devant de la poitrine, sur le dos et la région lombaire, sur les bras et les avant-bras, où elle perd son caractère de squammeuse. Deux papules, une de un centimètre de diamètre, l'autre de trois millimètres, siègent sur le pli du coude gauche; on trouve deux papules semblables sur le côté opposé et dans la même région. Desquammation épidermique des doigts et des mains (face palmaire) probablement consécutive à une éruption papuleuse qui a disparu. Une papule à l'angle de chaque commissure des lèvres, un groupe de cinq ou six dans la région intersourciliaire et de nombreuses dans les cheveux, donnant lieu à une desquammation épidermique et croûteuse abondante. Sur l'hypochondre droit, papule de un centimètre et demi de diamètre; de moins grosses et disséminées dans la région hypogastrique et sur le pénil; de plus petites à la face interne et externe des cuisses, toujours disséminées.

Point de plaques muqueuses sur la vulve et l'anus, ni dans la bouche, ni dans les régions humides où on les rencontre ordinairement. Adénite inguinale gauche; deux ganglions dans la région cervicale postérieure. A pris, depuis son séjour à l'Antiquaille, quatre pilules de Dupuytren.

17 mai. Injection hypodermique de sublimé-peptone, 1 centigr.

18.   »   »   »

19. En raison de la gingivite mercurielle observée sur le n° 7 de Sainte-Françoise, on injecte 5 milligr.

20.   »   »   »

21.   »   »   »

22.   »   »   »

23.   »   »   »

24. Pas d'injection; son éruption est sensiblement améliorée. Bronchite aiguë avec fièvre. Cinq jours après, nous essayons de continuer les injections, mais la malade s'y refuse absolument : elle en a horreur à cause des vives souffrances qu'elles occasionnent.

Total des injections : 7.

SALLE SAINTE-ROSALIE, n° 11

Diagnostic : Chancre syphilitique, adénopathie

Catherine V..., âgée de 17 ans, née à Lyon, domiciliée dans la même ville. Entrée le 20 mai 1880.

Probablement pneumonie il y a un mois; n'a pas eu d'autre maladie. A eu une enfance chétive; n'a pas l'apparence d'une mauvaise santé et cependant elle manque d'appétit, se plaint de maux d'estomac; elle a été réglée à 14 ans et ses menstrues ont toujours été irrégulières.

Il y a un mois et demi, elle s'est aperçue de l'existence d'une ulcération de la grande lèvre droite; elle l'a gardée jusqu'à ce jour sans faire de traitement, et sur les conseils de sa mère elle est entrée aux Chazeaux le 21 mai.

On constate une ulcération de la largeur d'une pièce de 2 francs sur la partie inférieure de la grande lèvre droite; les bords sont à peu près sur le même plan que le fond; il n'y a pas de décollement, l'ulcération est rouge-jambon, suppure peu et repose sur des tissus indurés. La grande lèvre tout entière, du côté de l'ulcération, est œdématiée. Adénite inguinale plus marquée à gauche, avec un ganglion volumineux et douloureux du même côté. Aucune éruption sur la peau. Pas de plaques muqueuses aux lieux d'élection.

22 mai. Injection de sublimé-peptone, cinq milligr.

23 mai.　　　»　　　　　　»　　　　　　»

24 mai.　　　»　　　　　　»　　　　　　»

25 mai.　　　»　　　　　　»　　　　　　»

26 mai.　　　»　　　　　　»　　　　　　»

27 mai.　　　»　　　　　　»　　　　　　»

28 mai. L'œdème disparaît, pas de modification notable de l'ulcération.

29 mai. Injection de sublimé-peptone, cinq milligr.

30 mai.　　　»　　　　　　»　　　　　　»

1er juin. Point d'accidents locaux. Douleurs très vives à la suite de l'injection. La malade se refuse à ce mode de traitement. Le chancre est en voie de réparation. On donne le sublimé à l'intérieur.

Total des injections, 8.

Diagnostic : Syphilis secondaire, syphilide papuleuse et acnéique, plaques muqueuses. Adénopathie.

Louise F..., âgée de 25 ans, Saint-Vallier, dévideuse, domiciliée à Lyon. Entrée le 20 mai.

Bonne santé antérieure. Il y a un mois, cette malade

a ressenti à[la vulve du prurit et de la cuisson, surtout en urinant, mais elle n'a pas remarqué d'ulcération. Depuis une dizaine de jours elle a vu survenir des boutons sur son ventre et sur ses jambes; elle n'a fait aucun traitement, et sur les conseils d'une de ses connaissances, elle est venue demander consultation à l'Antiquaille où on lui a conseillé d'entrer aux Chazeaux, c'est cè qu'elle a fait.

On constate actuellement une éruption papulo-acnéique généralisée. Croûtes dans les cheveux. Acné de larégion dorsale siégeant surtout le long des apophyses épineuses. Eruption simplement papuleuse sur l'abdomen, la poitrine, les flancs, les cuisses, les jambes. En ces dernières régions les papules sont très confluentes. Plaques muqueuses sur la langue, sur le bord gauche de cet organe; rien de la face interne des joues, des lèvres; rien sur le voilé du palais et des amygdales. La face ne présente rien non plus. Adénite inguinale, plus marquée à gauche; adénite cervicale droite.

22 mai. Injection de sublimé-peptone, cinq milligr.
23 mai. » » »
24 mai. » » »
25 mai. » » »
Coliques.

On supprime les injections le 26 et le 27. Le 28 on lui en fait une nouvelle. Trois jours suivants sans injections; la malade s'y refuse à cause de la douleur; ses nuits sont sans sommeil; elle se plaint de coliques que nous mettons sur le compte des injections, le régime de l'hôpital n'ayant rien qui puisse les expliquer.

1er juin. Nouvelle injection. Coliques.
2 juin. »
3 juin. A cause des douleurs dont se plaint vivement

la malade au point qu'elle veut quitter l'hôpital si on ne les lui calme pas, nous ajoutons du chlorhydrate de morphine à la solution.

4 juin. Les douleurs sont toujours très accusées et la morphine ne semble pas les avoir atténuées. A ce moment, les croûtes des cheveux sont tombées. Les plaques muqueuses ont disparu ; les papules s'affaissent beaucoup et font place à de simples macules. Devant l'obstination de la malade on abandonne les injections et l'on continue son traitement par du sublimé pris à l'intérieur.

Total des injections, 8.

OBSERVATIONS

Recueillies dans le service de M. HORAND,
à l'Antiquaille

—

SALLE SAINT-MICHEL, N° 13

Diagnostic : Chancre syphilitique sous-phimosis, plaques muqueuses du scrotum, adénopathie, lymphite dorsale de la verge.

C... François, âgé de 24 ans, né à Vienne (Isère), profession de tisseur, domicilié à Vienne.

Entré le 20 mai 1880, sorti le 21 juin 1880.

Ce malade entre à l'hôpital pour un chancre syphili-

tique, verge en battant de cloche ; prépuce rouge œdé-
matie et dur. Phimosis inflammatoire irréductible. Par
l'orifice du phimosis il s'écoule une assez grande quantité de pus. Dessous le phimosis, à droite du filet, on
sent une masse dure qui serait le chancre.

Un peu de lymphite dorsale.

Adénopathie bi-inguinale plus marquée à droite qu'à
gauche. A droite, la peau est rouge, recouverte de
quelques pustules dues aux emplâtres que le malade a
appliqués ; elle adhère aux tissus sous-jacents ; à gauche la peau a conservé sa souplesse et sa mobilité.

Quelques plaques muqueuses du scrotum.

Adénopathie cervicale. Noyau épididymaire droit.
Quelques boutons d'acné disséminés. Le chancre a dé-
buté il y a un mois et demi, quinze jours après un coït
avec une femme d'une maison publique de la même
ville. (Traitement : pilules de Dupuytren, tisane salsepareille).

Une blennorhagie, il y a deux ans, avec complication
de tumeur de la bourse droite. (Traitement par tisanes
et sangsues).

Pas de scrofule ; pas de syphilis.

Peu d'habitudes alcooliques. Le malade se plaint d'a-
voir depuis trois jours un accès de fièvre tous les soirs
à quatre heures.

22 mai. Injection de sublimé-peptone de 0,005.

23 mai.   »   »

24 mai.   »   »

25 mai.   »   »

26 mai.   »   »

27 mai. Les premières injections étaient douloureuses. Hier on a fait une injection avec addition de morphine, le malade a souffert encore, mais peut-être un
peu moins.

On les a continuées jusqu'au 19 juin.

21 juin. Le chancre est à peu près cicatrisé ; le malade sort.

Total des injections, 28.

SALLE SAINT-POTHIN, n° 13.

Diagnostic : Syphilis secondaire, syphilides papuleuses et acnéiques, plaques muqueuses, adénopathie.

2ᵉ séjour.

C... François, âgé de 26 ans, né à Vienne (Isère), profession de tisseur. Entré de nouveau le 7 juillet 1880.

Traitement employé : sublimé-peptone en injection. Syphilis ; accidents secondaires.

Cicatrice d'un chancre syphilitique de la rainure et à droite du filet. Persistance de l'induration chancreuse ; ganglions bi-inguinaux, épithrochléens et cervicicaux latéraux.

Syphilide papuleuse très discrète sur le tronc et les membres. Syphilide acnéique des jambes.

Plaque muqueuse de la partie antéro-supérieure du pilier postérieur droit.

Céphalée presque continuelle avec vertiges.

Le malade est sorti depuis quinze jours de l'Antiquaille où il fut traité pendant un mois pour son chancre et reçut 28 injections de sublimé-peptone. Le malade avait pris son chancre à Vienne.

Comme maladie vénérienne antérieure, le malade a eu une blennorrhagie à l'âge de 19 ans. Elle se compliqua de tumeur de la bourse droite. Traitement de la blennorrhagie par des tisanes, sans injections ni co-

pahu et de la tumeur des bourses par des sangsues.
C'est à peine si l'on trouve des traces de cette dernière.

Pas de scrofules.

Pas d'antécédents herpétiques ni arthritiques.

Pas d'habitudes alcooliques.

Etat général : bon.

SALLE SAINT-PAUL, n° 15.

Diagnostic : Syphilis secondaire, plaques muqueuses du gland, du fourreau, des bourses, des amygdales. Adénopathie, blennhorragie.

N... Auguste, âgé de 17 ans, né à Castres, profession de peintre en voiture, domicilié rue de Bourgogne, 8. Entré le 19 mai 1880, sorti le 29 juin 1880.

Blennhorragie et plaques muqueuses. Ecoulement uréthral muco-purulent abondant. Pas d'érections nocturnes. Légères douleurs au commencement de la miction. Plaques muqueuses du gland et du fourreau, des bourses et des amygdales.

Pas de traces de chancre.

Adénopathie bi-inguinale et sous-maxillaire. Aspect eczémateux de la marge de l'anus; un peu de rougeur de l'isthme du gosier. Sur la partie antérieure des genoux et des jambes quelques cicatrices dues à des coups; quelques excoriations dues au grattage.

Début de la blennorrhagie il y a 5 mois 15 jours, après un coït avec une raccrocheuse de la Guillotière. L'avant-dernier coït remontait à 10 jours. (Traitement : tisane orge et graines de lin).

Les plaques muqueuses datent de 7 ou 8 jours. Le malade dit n'avoir jamais eu de chancre.

Pas de coït depuis cinq mois. Premier coït à 14 ans et demi.

Pas de scrofule ; pas de syphilis antérieure.

Pas d'antécédents herpétiques ou héréditaires.

Pas d'habitudes alcooliques. Etat général : bon.

20 mai. Injection de sublimé-peptone de 0,005 dans le dos. L'injection est faite à 8 heures du matin, elle cause des douleurs jusqu'à 11 heures. Pas de réaction inflammatoire au niveau de la piqûre.

21 mai. Même injection.

22 mai.　　　　»

23 mai.　　　　»

24 mai. Le malade accuse de vives douleurs qui se propagent dans le bras droit. Rougeur phlegmoneuse au niveau de l'injection; on les supprime.

26 mai. Nouvelle plaque muqueuse à la partie antérieure de la cuisse droite. On refait une injection.

27 mai. Le malade souffre toujours dans le dos au niveau de la piqûre.

28 mai.　　　　»　　　　»　　　　»

29 mai.　　　　»　　　　»　　　　»

30 mai.　　　　»　　　　»　　　　»

1er juin.　　　　»　　　　»　　　　»

2 juin.　　　　»　　　　»　　　　»

3 juin. On supprime momentanément les injections.

4 juin. On refait une injection.

5 juin.　　　　»

6 juin.　　　　»

7 juin. Empatement douloureux au niveau de l'injection.

8 juin. Injection.

9 juin.   »

10 juin.   »

11 juin.   »

12 juin.   »

13 juin.   »

14 juin. On les supprime, le malade s'y refuse. Persistance des plaques muqueuses.

20 juin. Les plaques muqueuses ont à peu près disparu.

29 juin. Exeat.

Total des injections, 20.

SALLE SAINT-PAUL, N° 16.

Diagnostic : Syphilis, accidents secondaires.

D... Louis, âgé de 44 ans, né à Sully (Rhône), profession de mineur, pas de domicile. Entré le 4 juin à l'Antiquaille, en sort le 6 juillet.

Syphilis, accidents secondaires, plaques muqueuses du cou de la nuque, du front (couronne de Vénus), des aisselles, des plis du coude, de l'ombilic, des plis genito-cruraux, du scrotum, de l'anus, des lèvres (bords et commissures), du pli naso-génien droit. Syphilide cachée du front.

Balano-posthite ulcéreuse; quelques restes de crêtes de coq.

Trace d'un chancre syphilitique du gland, face dorsale.

Adénopathie inguinale.

Sur le côté droit du thorax, cicatrices linéaires blanches produites par des ventouses scarifiées pour un point de côté survenu en 1857.

Sur les jambes on trouve des plaques rouges recouvertes de lamelles grisâtres; le malade les attribue au frottement de ses bottes. Les plaques muqueuses datent de deux mois; elles ont apparu d'abord à l'anus, ensuite sur le cou et les autres régions atteintes. Avant l'apparition de ces plaques muqueuses, il y a trois mois, le malade a eu des plaques rouges sur tout le corps aussi bien sur le tronc que sur les membres supérieurs et inférieurs. Ces plaques n'ont laissé après elles aucune trace. Le malade n'a pas eu de coït depuis trois mois. Les crêtes de coq qu'il a eues ont paru huit jours après son dernier coït qui a été pratiqué dans une maison publique de Paris.

Le chancre date de dix ans, le malade l'a pris à Auch étant militaire. Traitement à l'hôpital d'Auch: cautérisations locales, et tous les matins, pendant quinze jours, une potion à la liqueur de Van Swieten. C'est la première fois que le malade a des plaques muqueuses. Quelque temps après le chancre, éruption de boutons sur le corps.

Pas de scrofule.

Pas d'antécédents herpétiques.

Arthritis; alopécie sincipitale et frontale; sudations faciles et abondantes, surtout de la tête.

Le malade a fait pendant sa vie des excès d'alcool (absinthe, blanche).

Injections de sublimé-peptone de 0,005 chaque jour, du 5 juin au 18 juin inclusivement.

19 juin. On les supprime à cette date à cause d'une violente stomatite mercurielle. Il prend de la tisane de

salsepareille et du chlorate de potasse jusqu'à sa sortie.

6 juillet. Tous ses accidents ont disparu.

Les injections ont été douloureuses ; elles ont déterminé des rougeurs phlegmoneuses sans amener de la suppuration.

8 juillet. Exeat.

Total des injections, 13.

SALLE SAINT-PAUL, N° 7

Diagnostic : Syphylis, accidents secondaires.

G... Jean, âgé de 23 ans, profession de chauffeur, domicilié à Vaise. Entré le 1er juin 1880 à l'Antiquaille.

Ce malade entre à l'hôpital pour un chancre syphilitique qui a siégé au niveau du pubis. Cette ulcération est en voie de cicatrisation ; sa surface est rouge, suppure peu, sa base est superficiellement indurée ; ses bords se raccordent insensiblement avec le fond.

Phimosis irréductible, très étroit. Sur les bords du phimosis on trouve des ulcérations superficielles et recouvertes de croûtes. Par l'orifice du phimosis s'écoule une certaine quantité de pus. Dessous le phimosis, sur la racine à droite, on sent avec les doigts un noyau induré du volume d'une noisette. Cependant le malade dit qu'il n'a jamais vu de plaie à cet endroit.

Il n'a pas, dit-il, d'écoulement uréthral.

Ganglions bi-inguinaux, épitrochléens, cervicaux gauches.

Plaques muqueuses du scrotum et des plis génito-cruraux.

Au-dessus et en dedans du sein droit, on trouve une cicatrice blanche consécutive à une brûlure.

Sur la région malade gauche, autre cicatrice verticale, linéaire et consécutive à un coup de couteau reçu dans l'enfance.

Les ulcérations du limbe sont survenues il y a deux mois, cinq à six jours après un coït avec une raccrocheuse du quartier de Passy (Paris); quatre coïts. L'avant-dernier datait de trois jours, avec une raccrocheuse du même quartier. Le deuxième avant-dernier remontait à un mois.

L'ulcération du palais a paru huit à dix jours après les précédents. Pas de traitement.

Une blennhorrhagie il y a deux ans; guérison sans complications. Tisanes; injections d'eau blanche.

Pas de scrofule.

Pas d'antécédents herpétiques, ni arthritiques.

Habitudes alcooliques.

Etat général, bon.

Injections de sublimé-peptone depuis le 2 juin jusqu'au 4 juillet inclusivement.

Circoncision le 25 juin : les injections de sublimé-peptone sont suspendues les 24, 25, 26, 27 et 29 juin, à cause des vives douleurs qu'elles déterminent.

Toutes les injections ont laissé après elles un infiltrat inflammatoire sous-cutané.

Total des injections : 32.

Nous empruntons au *Berlin. Klin. Wochensch.* du 20 janvier 1879, une observation de Reyher que nous avons cru bon de publier.

Glaucome aigu traité avantageusement par injections sous-cutanées d'une solution de sublimé corrosif dans la peptone.

Femme de 17 ans. En décembre 1877, douleurs oculaires et diminution rapide de l'acuité visuelle, d'abord à droite, puis à gauche. Iridectomie double suivie d'un fâcheux résultat pour l'œil droit, grâce à la formation de synéchies antérieures.

Toute vision est abolie de ce côté. A gauche, l'opération est plus fructueuse, la pupille est restée claire, les douleurs ont cessé, mais la femme n'a d'autre perception lumineuse qu'une lueur vert sombre. L'examen ophtalmoscopique est impossible à droite. A gauche, il fait voir une excavation considérable de la papille, une petitesse extrême des artères, une dilatation et des flexuosités des veines. De plus, tout le fond de l'œil, exploré à la lumière diffuse du jour, paraît recouverte d'un voile ténu gris clair. La lumière solaire est douloureuse.

Le 16 février 1878, Reyher institua le traitement suivant :

Injections quotidiennes au niveau de la nuque, d'une seringue de Pravas, contenant une solution au centième de sublimé dans la peptone; frictions de glycérine iodée au pourtour de l'œil.

Dès la sixième injection, la malade assure voir un peu mieux. Le 1er mars elle connaît la couleur bleue d'un tapis, lorsqu'elle tourne le dos à la fenêtre; elle distingue également des cadres dorés, mais tout lui apparaît encore accompagné d'un reflet verdâtre. Le 9 mars, elle reconnaît pour la première fois les contours d'une forme humaine; elle aperçoit des lunettes à la distance de cinq pieds; la vision rapprochée est moins bonne. Le 24 avril, c'est-à-dire dans la dixième semaine du traitement, elle est en état de se diriger seule. De plus, l'œil a récupéré quelques sensations lumineuses par la portion externe de sa pupille. Il n'y a aucun phénomène d'hydrargirisme. A l'ophtalmoscope, l'œil gauche ne présente d'autres modifications qu'un calibre un peu plus considérable des artères et la disparition du trouble constaté.

CHAPITRE III

Nos observations nous montrent que le sublimé-peptone a donné dans son application, à côté d'inconvénients bien graves, quelques résultats heureux : 1° il produit peu de réaction inflammatoire au niveau de l'injection; 2° il peut avec quelque avantage être comparé aux frictions mercurielles ; 3° il agit sur l'organisme en modifiant les tissus.

Nous avons une belle série de 127 injections sous-cutanées sans accident local inflammatoire, c'est-à-dire sans abcès, sans lymphite ni gangrène. On me dira peut-être que j'oublie de parler de l'accident du n° 11 de Sainte-Thaïs; non, car je ne l'attribue pas au liquide injecté. Je crois que la solution, après avoir été poussée sous le derme, est sortie en partie du point de la piqûre qui, ce jour-là, fut faite avec une canule d'un très gros calibre. Cette petite quantité de liquide a demeuré longtemps en contact avec la peau sans être absorbée et a produit à la longue une irritation locale qui a été le point de départ du développement de l'abcès sous-épidermique mentionné.

Le sublimé-peptone peut, ai-je dit, avec quelque avantage être comparé aux frictions mercurielles. Certains spécialistes, en effet, sans être les adversaires absolus des injections sous-cutanées, mettent incessamment les frictions en avant ; elles ne déterminent pas de douleurs épigastriques, disent-ils, de coliques ou de diarrhée ; elles sont en outre d'un emploi plus facile et sont mieux supportées par les malades. Sans doute la méthode des frictions est plus facile; mais sans tenir compte de la malpropreté dans laquelle se trouvent les malades, pour peu que dans une salle d'hôpital trois sujets seulement soient soumis aux frictions, tous leurs voisins prennent du mercure, et si on ne voit pas le mercure ruisseler sur les murs comme autrefois, alors que son emploi était en grand honneur, il n'en est pas moins vrai qu'on en fait absorber à des gens qui non seulement n'en ont pas besoin, mais qui pourraient s'en trouver mal. Qui sait si les diarrhées ou coliques que l'on observe quelquefois dans les salles des vénériens, n'ont pas pour cause les vapeurs hydrargyriques qu'ils ingèrent, alors que leur organisme n'en réclame aucunement l'emploi.

Ce n'est pas une vue de l'esprit qui nous fait parler ainsi, nous nous sommes rendu compte expérimentalement de ce fait :

Chez trois malades atteints d'eczema ou de psoriasis et voisins de syphilitiques à qui l'on faisait des frictions d'onguent gris, nous avons trouvé du mercure dans leur urine. Nous avions deux méthodes pour faire ces recherches : 1° celle de Mayer et 2° celle de Bergeret. La première a été publiée dans le *Med. Jahrbucht.*, elle consiste à faire bouillir l'urine dans cinquante grammes de chaux et 5 grammes de sulfite de soude dans un grand ballon à col court communiquant par un tube deux fois coudé, à angle droit, avec un tube plus large descendant, rempli de verre pilé, trempé préalablement dans une solution de nitrate d'argent à 1/5 et desséché. Tout l'appareil, ballon et tube, est chauffé à 130° et 150 dans un grand bain d'air; la vapeur d'eau se dépouille du mercure en passant sur le verre pilé et se condense fina-

lement dans un récipient. Suivant la quantité de mercure
on continue l'opération pendant trois à six heures ; au
bout de ce temps, 70 à 80 p. 100 de mercure se sont vo-
latilisés et il suffit de chauffer le verre pilé dans un lent
courant d'air pour obtenir un enduit d'oxyde mercurique. Au moyen d'une parcelle d'iode, on transforme
l'oxyde en iodure mercurique. On peut ainsi reconnaître
la présence de 1/20^{mm} de mercure dans un litre d'urine.

La méthode de Bergeret nous a paru beaucoup
plus simple, et c'est elle que nous avons employée.

Pour déceler du mercure dans l'urine on a besoin, par
ce procédé : 1° d'une pile de fer et platine ; 2° d'eau ordinaire ; 3° d'acide sulfurique ou chlorhydrique ; 4° de
chlore ; 5° de papier sans colle ; 6° d'une solution d'iodure de potasssium.

L'urine à examiner, acidulée avec quelques gouttes
d'acide sulfurique ou chlorhydrique, est mise dans un
verre à pied dans lequel on plonge l'élément fer et platine ; on l'y laisse pendant une heure environ. Au
bout de ce temps le mercure de l'urine, s'il y en a, se
dépose sur le platine.

On lave alors l'élément par deux ou trois immersions
dans de l'eau ordinaire, afin de le débarrasser de l'acide
qui peut y rester, puis on procède au séchage du platine en l'agitant dans l'air pendant quelques instants.
Ceci fait, on expose le fil de platine à un courant de
chlore pendant une ou deux minutes (on prépare son
chlore avec du chlorure de calcium, de l'eau et de
l'acide chlorhydrique, ou bien avec du peroxyde de
manganèse et de l'acide chlorhydrique). Le mercure
s'est alors transformé en chlorure de mercure, lequel,
mis en contact avec un papier sans colle imbibé d'une
solution d'iodure de potassium au 1/100, forme de

l'iodure de mercure, qui apparaît sous forme de traînée rouge.

Pour bien s'assurer que la réaction s'est bien produite, on redissout l'iodure de mercure dans un excès d'iodure de potassium.

Je ne crois pas être sorti de mon sujet en relatant des expériences que j'ai faites ; ce qui, je crois, me permet de dire que si les frictions mercurielles ont droit à des louanges, il ne faut cependant pas les exalter outre mesure ; et je suis porté à croire que si nous n'avions pas des inconvénients sérieux à mettre sur le compte des injections sous-cutanées de mercure, celles-ci pourraient peut-être soutenir le parallèle avantageusement avec les frictions.

Enfin nous ne ferons pas le reproche au sublimé-peptone d'être sans action sur l'organisme omme quelques auteurs l'ont avancé, puisque dans le petit nombre de nos observations, l'amélioration et la disparition des accidents syphilitiques a été assez rapide, et certainement chez nos femmes la disparition de leurs syphilides eût été complète si elles avaient continué leur traitement, si elles avaient pu le supporter sans souffrances.

La douleur, en effet, n'est point illusoire, et quand en pleurant les femmes de Chazeaux nous appelaient barbares, je crois que tout en exagérant un peu leurs sensations elles avaient quelques droits à nous traiter ainsi.

J'ai, en effet, essayé sur moi-même la solution d'Auspitz et de Bamberger auxquelles on avait ajouté de la morphine et j'ai pu constater que l'on éprouve de réelles souffrances qui durent 10 minutes après l'opération avec un caractère d'acuité très marquée, puisqu'avec un sentiment de meurtrissure de toute la région elles deviennent plus continues et persistent encore pendant quatre ou cinq jours.

La douleur n'est pas le seul inconvénient que l'on doive reprocher à cette médication. A côté d'elle nous avons observé quelques troubles cutanés, tels que l'insensibilité ou plutôt la diminution des perceptions tactiles sur une assez grande étendue de peau au niveau de l'injection et toujours une irritation du tissu cellulaire sous-cutané, occasionnant une espèce d'infiltrat inflammatoire qui apparaît sous forme de tumeur dure et donne naissance à de vives souffrances quand on les comprime.

La gingivite mercurielle semble se produire très facilement, puisque sur 10 cas nous l'avons vu survenir deux fois. Le reste du tube digestif n'est pas aussi bien sauvegardé que les enthousiastes de cette méthode ont bien voulu le dire. Nous croyons, en effet, que le mercure, de quelque façon qu'il soit pris, à l'intérieur sous forme de pilules, sous forme de vapeurs en inhalations, en frictions ou en injections sous-cutanées, nous croyons, dis-je, qu'il agit fatalement sur le tube digestif, et, pour nous en convaincre, nous n'avons qu'à rappeler les expériences de Rosenbach, de Kaloman, Balogh, Saikowsky, d'Heilborn.

Rosenbach a constaté chez un lapin, dont il fit l'autopsie après lui avoir fait une injection de 1 c. de sublimé une hyperémie de toute la muqueuse intestinale.

Dans des expériences analogues, Kaloman et Balogh ont vu survenir d'abondantes évacuations. De même Saikowsky injecte en un jour environ 0,06 de sublimé sous la peau d'un lapin, l'animal meurt au bout de trois jours après avoir eu constamment de la diarrhée, et à l'autopsie il constate une injection de toute la muqueuse de l'intestin avec foyers hemorrhagiques. Peut-être la diarrhée est due en grande partie à la salivation pancréatique, comme l'a voulu Dietrich ; il nous serait difficile de nous inscrire contre cette manière de voir. Quoi qu'il en soit, il faut bien tenir compte du catar-rhe intestinal.

Heilborn a également expérimenté sur des lapins auxquels il injectait des quantités variables d'une solution de sublimé au 1/15 et au 1/30; elles étaient prati-quées avec une seringue de 1 centimètre cube divisée en 60 parties égales. Quand la seringue était vidée en-tièrement ou à moitié une seule injection suffisait pour provoquer la mort de l'animal. Plus souvent celui-ci succombait après trois ou quatre injections, chacune de la valeur de 4 divisions. Quand avec ces doses l'ani-mal survivait (il survivait au plus 15 jours à 3 semaines) on constatait une diminution constante du poids cor-porel qui était réduit à la moitié de sa valeur primi-tive. Pendant la survie : diarrhées profuses, urines al-calines, ne devenant acides que peu avant la mort de l'animal; quelquefois de l'albumine, rarement du su-cre. Localement : infiltrations sous-cutanées, abcès, gangrène. Tuméfaction de la parotide des glandes sous-maxillaires et sublinguales, sans gingivite ni scalorr-rhées. A l'autopsie : hypérémie des poumons, dégéné-rescence du muscle cardiaque, ascite, légères suffusions hemorrhagiques et parfois altération punctiforme de la muqueuse de l'estomac, dégénérescence graisseuse de la cellule hépatique, tuméfaction hémorrhagique de la muqueuse rectale; en quelques points il s'en détachait des lambeaux nécrosés; la muqueuse du gros intestin présentait les signes d'une véritable inflammation diphtérique ; hypérémie des reins et parfois hémorrhagie dans les glomérules et dans le voisinage des canalicules droits ; ceux-ci ne renfermaient pas constamment des dépôts de phosphate de chaux signalés pour la première fois par Saikowsky ; plus les accidents du côté du tube digestif étaient accusés moins ils l'étaient du côté des reins ; hypérémie interne de la moelle des os où l'on trouve des parcelles de mercure métallique.

En présence des faits cliniques et des expériences faites sur les animaux, nous dirons à ceux qui pensent qu'en administrant le sublimé en injections sous-cutanées on évite les maux d'estomac, les coliques ou la diarrhée : vous avez peut-être par votre procédé éloigné le mal, mais vous ne l'avez point entièrement évité.

Nous devons dire, avant de terminer, qu'il est difficile de se procurer de la peptone bien pure, et si on la possède il faut bien des précautious, bien des soins poru avoir une bonne solution. Dans le cas où le praticieu voudrait pour sa clientèle civile user de la méthode, il serait peut-être obligé de mettre la main à l'œuvre lui-même sous peine, en confiant à quelqu'un de désintéressé la préparation, de la recevoir mal préparée et d'administrer un produit non-seulement impropre à l'absorption mais encore funeste et dangereux.

Enfin, en ce qui concerne la guérison définitive de la syphilis ou les récidives de cette maladie, nous ne pourrons presque rien en dire, car les malades que nous avons mis en observation sout encore trop près de leur médication pour en augurer quelque chose. Cependant nous avons vu que le n° 13 de Saint-Michel, qui a reçu pendant son séjour à l'Antiquaille 28 injections, c'est-à-dire 14 centigrammes de sublimé, et qui est sorti guéri ou du moins chez lequel tous les symptômes avaient disparu, est rentré de nouveau dans le même hospice 17 jours après sa sortie avec une éruption papuleuse acnéique et des plaques muqueuses. Contrairement à ce que disent les statistiques, la durée de la guérison a été ici bien courte, la récidive ne s'est pas fait attendre bien longtemps. Certainement nous ne voulons pas contredire M. le professeur Lewin dans ses affirmations, nous n'en aurions d'ailleurs pas le droit; car, par un simple fait, il est difficile, il serait même téméraire de juger une méthode. Nous avouerons seulement qu'avec notre petit nombre de cas nous avons été peu heureux à Lyon, alors qu'à Vienne, à Berlin et même à Londres, le mercure administré sous forme d'injections hypodermiques a produit de si beaux et de si merveilleux résultats.

CONCLUSIONS

En raison du mécontentement de tous les cliniciens,
mécontentement qui n'est pas par tous avoué, mais qui
ressort de la multiplicité des préparations employées,
calomel, solutions simples de sublimé, chloro-sodiques,
chloro-albumineuses, albuminates, bicyanures, peptones, etc., qu'ils ont tour à tour exaltées ou combat-
tues, choisies ou abandonnées, en raison de nos observations personnelles, nous croyons pouvoir légitimement
conclure : que ces préparations, surtout celles qui sont
faites avec des peptones, puisque ce sont les meilleures,
ne sont applicables que dans un très petit nombre de
cas, là seulement où les autres ont été sans efficacité; tel
est le cas de Reyher et le cas de Liégeois, que j'emprunte
au travail de M. Dron. Liégeois, après avoir fait avaler
à un malade 300 pilules de protoiodure, deux litres de
liqueur de Van Swieten et fait 60 frictions mercurielles,
n'avait eu aucun résultat. Dans ces cas, non seulement
on est en droit de s'adresser aux injections sous-cutanées de sublimé, mais encore, malgré leurs inconvénients, on est dans l'obligation d'en faire l'essai.

Nous reprochons à ce mode thérapeutique :

1° Les difficultés de la préparation ;

2° Son altérabilité ;

3° Les phénomènes locaux consécutifs à l'injection,
principalement la *douleur* qui est réellement intolé-
rable, malgré l'addition de doses considérables de
morphine ;

4° Les troubles organiques que ce procédé détermine;

5° La cherté de la médication pour la clientèle civile et des embarras qu'elle donne au praticien.

TABLE DES MATIÈRES

LYON. — IMPRIMERIE STORCK, RUE DE L'HÔTEL-DE-VILLE, 78

197

www.ingramcontent.com/pod-product-compliance
Ingram Content Group UK Ltd.
Pitfield, Milton Keynes, MK11 3LW, UK
UKHW020028080726
13614UKWH00004B/1626